AF313078

RÉFLEXIONS

SUR

QUELQUES MOTS DE LA BIBLE

AU SUJET DU

CHOLÉRA

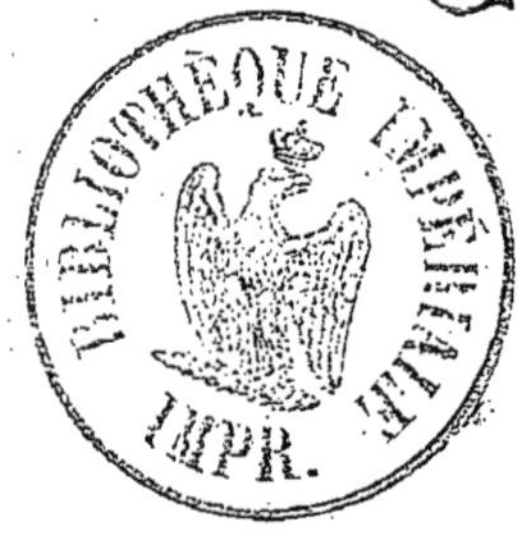

Il est faux de dire : « La santé est un bien, la maladie
« est un mal. Bien user de la santé, voilà le bien; en
« user mal, voilà le mal. User bien de la maladie, est
« encore un bien; en user mal, double le mal. On tire le
« bien de tout et de la mort même. »

Épictète.

MARSEILLE

TYPOGRAPHIE ET LITHOGRAPHIE ARNAUD ET Cie

Rue Saint-Ferréol, 57

1865

RÉFLEXIONS

SUR

QUELQUES MOTS DE LA BIBLE

AU SUJET

DU CHOLÉRA

I.

Le livre par excellence mis entre les mains du peuple Juif était tout à la fois dogmatique, moral, liturgique, politique, historique. et contenait ce qui est nécessaire à l'homme pour le salut de son âme et même pour la conservation de son corps. Quoi d'étonnant alors de trouver dans la Bible quelques paroles relatives au terrible fléau dont nous déplorons chaque jour les ravages ?

On lit en effet dans l'Ecclésiastique, chap. 31 vers. 22 et suivants :

« Un peu de vin n'est-il pas plus que suffisant à un
« homme réglé ? Vous n'aurez point ainsi d'inquiétude
« pendant le sommeil et vous ne sentirez point de dou-
« leur.

« L'insomnie, le choléra et les tranchées sont le par-
« tage de l'homme intempérant.

« Celui qui mange peu aura un sommeil de santé. Il
« dormira jusqu'au matin et même se réjouira en lui-
« même.

« Que si on vous a contraint de manger beaucoup,
« levez-vous, rendez libre votre estomac, vous trouve-
« rez du repos et vous n'attirerez point la maladie à vo-
« tre corps.

« Ecoutez-moi, mon fils, et ne me méprisez point,
« et vous reconnaîtrez à la fin la vérité de mes pa-
« roles.»

Au chapitre 37, vers. 32 et suivants , on trouve
encore :

« Ne soyez jamais avide dans un festin, et ne vous
« jetez point sur toutes les viandes,
« Car l'excès des viandes cause des maladies, et le
« trop manger donne le choléra.
« L'intempérance en a tué plusieurs ; mais l'homme
« sobre prolonge ses jours. »

La seule lecture de ces quelques lignes, surtout dans
les circonstances présentes, suffit pour se convaincre de
la sagesse des principes qu'elles contiennent. Si, du reste,
on faisait une étude sérieuse de toute la Bible, on serait
étonné des trésors de science qu'elle renferme. Feu
M. Alibert, pendant de nombreuses années médecin en
chef de l'hospice Saint-Louis à Paris (hospice plus spé-
cialement destiné au traitement des maladies cutanées),
et qui, par conséquent, fut à même de faire de nom-

breuses observations sur la lèpre, a témoigné à l'un de nos plus savants hébraïsants, en plusieurs circonstances, sa vive admiration pour le grand savoir que Moïse a montré dans sa description des différentes lèpres.

II.

Dans le passage qui nous occupe, nous voyons d'abord mentionné, dès la plus haute antiquité, une maladie que quelques savants, rares il est vrai, ont estimée nouvelle.

Le choléra sporadique est exprimé ici dans les termes les plus clairs. Le mot s'y trouve par deux fois, mot dérivé du grec et dont la racine signifie bile ; mot que la Bible de Robert Étienne rend par ces énergiques expressions *contorsio alvi* (contorsion du ventre) *torsio intestinorum* (torsion des intestins). D'autres versions grecques traduisent le mot par *ta dussenterica* que nous avons francisé en dyssenterie ; d'autres encore disent *tormina* et *cruciamenta alvi* (tourments et torture du ventre); d'autres enfin traduisent : tranchées, épanchement de bile, colique bilieuse, débordements de bile.

Tels sont, en effet, les principaux phénomènes de cette triste maladie, et la Bible, qui dit toujours beaucoup en peu de mots, nous les désigne en ces termes : Veilles laborieuses, choléra et torture. Pline lui-même, signalant déjà cette affection morbide, l'appelle tourments cholériques *tormina (cholerica)*.

Les hypothèses modernes sur la nature de la maladie

n'étant encore que des hypothèses, ne peuvent infirmer en rien l'opinion de la Bible et de ses commentateurs, opinion qui fait jouer à la bile le plus grand rôle dans le ravage cholérique.

Toute l'antiquité a considéré le choléra comme une sorte d'empoisonnement résultant d'une modification survenue dans les qualités de la bile, et depuis Galien, tous les partisans de la médecine humoriste ont reproduit successivement cette opinion. S'appuyant sur elle, un des plus savants commentateurs de l'Ecriture, Corneille de Lapierre, expliquant le passage cité, s'exprime ainsi : « La nourriture prise avec excès augmente, jusqu'à l'inflammation, la chaleur naturelle, et le sang ainsi enflammé se change en bile et en choléra. Aussi, continue-t-il, le choléra est-il considéré par les médecins comme une maladie sous l'influence de laquelle la bile, mise en mouvement, s'aigrit, s'enflamme, se répand dans l'estomac et les intestins qu'elle vicie, infecte, tourmente et torture par son âcreté ; au point que les jambes et les mains se contractent, le principe vital s'éteint et l'homme meurt subitement. » Ainsi parle Celse, liv. 4, chap. 11, et Fernelius, liv. 6, chap. 3. Le remède à cette maladie est signalé par Pline, tit. 20, ch. 14. La menthe sauvage, dit-il, est un puissant calmant dans les tortures cholériques : *Menthastrum, torminibus cholericis sedandis efficacissimum*, et il ajoute comme autre remède l'usage des lavements, liv. 31, chap. 6.»

Qu'on nous réponde en toute sincérité ; a-t-on fait beaucoup plus de progrès depuis lors ? Sans doute on a fait des recherches, formé des hypothèses, tenté des systèmes. Willis a placé le choléra sous la dépendance d'une altération du fluide nerveux ; Cullen l'a rangé parmi les névroses ; Broussais et les siens le regardent comme une phlegmasie de la muqueuse digestive. M. Rochoux pense qu'un agent délétère, exerçant une influence spéciale sur les nerfs de la circulation et de la respiration, produit une altération du sang à laquelle il faut attribuer les principaux symptômes de la maladie.

M. Raspail considère le choléra comme un empoisonnement produit par l'ingestion fortuite ou volontaire d'insectes vénimeux : « C'est une introduction, dit-il, dans la panse stomacale ou les intestins, d'insectes nomades que tout porte à indiquer comme étant du genre cousin. » Hahneman croyait pareillement aux choléraïdes. On a parlé encore d'influence électro-magnétique, d'absorption miasmatique viciant les fluides qui proviennent du sang, etc...

Quelques-uns de ces systèmes ont été démontrés faux; d'autres sont contestables ; d'autres enfin, comme les deux derniers, paraissent plus rationnels. Mais plus les recherches se continuent, plus les opinions se diversifient, plus aussi l'on montre que la vérité qui est une n'est pas encore atteinte.

Un certain nombre de ces hypothèses ne contiennent-elles pas, du moins implicitement, l'opinion des anciens sur l'influence du liquide sécrété par le foie? Sans rien exagérer, peut-on repousser la part active que la bile prend dans bien des circonstances morbides? Croit-on que l'acide cholique et l'acide choléique ne puissent pas, dans certaines circonstances de viciation, devenir de véritables poisons?

La croyance à l'influence d'un acide vénéneux n'a-t-elle pas été déjà manifestée? M. Levicaire, de Toulon, médecin de la marine, attribue le choléra à l'action de l'acide cyanhydrique se développant spontanément dans l'économie. Au moment ou nous écrivons ces lignes nous apprenons qu'un chimiste l'attribue à l'acide oxalique. On sait que cet acide est vénéneux et que, pris par mégarde pour du sulfate de magnésie, à la dose de 16 à 32 grammes il a donné la mort en quelques minutes. Ainsi donc n'est-il pas aujourd'hui encore bien difficile de préciser rien de positif à cet égard?

Et pour le mode de traitement est-on bien loin de celui indiqué plus haut par Pline et rappelé par le célèbre commentateur de l'Écriture? Ne parlons ni d'injections de gaz hilarant, ni de frictions mercurielles, ni de galvano-puncture, ni d'applications d'armures métalliques, ni d'une foule d'autres moyens préconisés et qui ne peuvent constituer des méthodes absolues. N'est-il pas vrai que l'on a surtout recours aux lavements émollients et narcotiques? N'est-il pas vrai que l'on recommande toujours l'emploi des excitants aromatiques et sudorifiques? Les réclamés en faveur de l'alcool de menthe et de certains élixirs dans la composition desquels entre cette labiée ne semblent-elles pas venir redire après plusieurs siècles de distance les paroles de Pline : *Menthastrum torminibus cholericis sedandis efficacissimun.* La menthe est d'une grande efficacité dans le choléra?

On sera peut-être porté à penser en lisant ceci que nous ignorons la distinction élémentaire des deux espèces de choléras ; le choléra sporadique et le choléra épidémique ou asiatique. Non, il nous semble impossible de ne pas l'admettre et de ne pas reconnaître la justesse du parallèle comparatif des symptômes des deux maladies. Mais malgré ce diagnostic différentiel ; malgré même les déjections qui, dans le choléra asiatique, semblent ne jamais présenter de bile, nous ne croyons pas que ces deux maladies soient *essentiellement* différentes. On a dit qu'il serait mal de laisser se répandre dans le peuple cette idée erronée qui empêcherait l'émigration opportune des individus. C'est possible ; c'est peut-être sage. Cependant il nous semble plus vrai qu'en regardant les deux choléras comme une même maladie dangereuse, le moyen prophylactique de l'émigration sera toujours employé comme le parti le plus sûr ; et le peuple, peu soucieux des distinctions de la science, en a toujours agi ainsi. Que le choléra soit sporadique ou épidémique, l'émigration nous paraît toujours avantageuse aux individus et utile à la masse menacée.

Si maintenant notre but était de faire une véritable étude médicale sur le choléra, nous tâcherions de mettre au moins en doute l'erreur d'une idée qui peut nous être personnelle. Nous disons de mettre au moins en doute ; car dans une question aussi difficile que celle du choléra ; question traitée si souvent et avec tant de lumières, question envisagée si diversement, il nous semble qu'on ne doit avancer qu'avec prudence, pas à pas, et ne rien *affirmer* qui ne soit incontesté et incontestable. Qu'il nous suffise de dire pour le moment que de même que deux causes différentes, par exemple l'anémie et la pléthore, peuvent amener la même maladie, de même une seule maladie peut, suivant les circonstances de temps, de lieu et d'individus, présenter des symptômes différents et peut-être opposés.

III.

Après avoir indiqué la nature et les phénomènes du choléra, la Bible en signale les causes principales, l'intempérance, l'abus des plaisirs.

« Un peu de vin ne suffit-il pas à un homme sensé ?

« Tu ne seras pas agité durant ton sommeil et tu ne sentiras point de douleurs. »

L'abus des boissons fermentées a toujours été regardé comme le principe de plusieurs maladies ; témoins les défenses du mahométisme relativement au vin et l'établissement des sociétés de tempérance. La Bible signale plusieurs fois l'abus du vin comme la cause d'une foule de désordres, et, en cela aussi, elle est d'accord avec tout ce qu'a dit la médecine dès la plus haute antiquité jusqu'à nos jours. « Le vin, dit-elle, est l'auteur du trouble et du désordre : *tumultuosa ebrietas*. » Qui ne le sait ? Qui ne le voit ? Le vin en a exterminé beaucoup : *multos enim exterminavit vinum*. Le vin pris modérément est égal à la vie, est une seconde vie : *Æqua vita hominibus vinum in sobrietate*. On le voit, rien n'est exagéré dans l'Ecriture. Le vin, dit-elle, est une liqueur qui donne la vie aux hommes lorsqu'on le prend avec modération, mais pris avec excès, c'est un poison, c'est une liqueur de mort. Quelle est la vie d'un homme qui se laisse abattre par le vin ? Qui nous prive de la vie ? C'est la mort : *Quæ est vita ei qui minuitur vino ? Quid defraudat vitam ? Mors.* — Le vin pris avec excès est une mort certaine ; l'abus du vin est aussi odieux que la mort même. Le vin a été créé dès le commencement pour reconforter l'homme et non pour l'enivrer : *Vinum in jucunditatem creatum est et non inebrietatem ab initio.* Le vin pris modérément, opportunément, suivant le Grec, est la joie de l'âme et du cœur : *Exultatio animæ et cordis, vinum moderate potatum.* La tempérance dans le boire est la santé de l'âme et du corps : *Sanitas est animæ et corpori sobrius potus.* Bu avec excès, le vin produit la colère et l'emportement, attire de grandes ruines, est l'amertume de la vie : *Vinum multùm potatum, irritationem et iram et ruinas multas facit. Amaritudo animæ, vinum multùm potatum.* L'ivrognerie inspire l'audace, elle fait tomber l'insensé, elle ôte la force et elle est cause des blessures de plusieurs : *Ebrietatis animositas et imprudentis offensio, minorans virtutem et faciens vulnera.* (Ecclésiastique, ch. 31.) Le vin trompe celui qui le boit : *Vinum potantem decipit.* Malheur, dit Isaïe, malheur à vous qui êtes forts pour boire le vin et qui vous levez dès l'aurore pour poursuivre l'ivresse ! *Væ qui potentes estis ad bibendum vinum ? Qui consurgitis mane ad ebrietatem sectandam !* Nous ne pouvons tout citer ; mais ces paroles ne suffisent-elles pas ? Peut-on être à la fois plus vrai, plus clair et plus éloquent. Ces préceptes bibliques ne sont-ils pas d'accord avec l'antique hygiène et l'hygiène moderne !

Que n'a-t-on pas écrit, que n'écrit-on pas encore de nos jours contre l'abus du jus de la treille ? « L'abus du vin, dit Tissot, dont l'effet est de produire une tension dans les vaisseaux du cerveau, le dérangement des facultés et des sens, le vertige, le tremblement, la faiblesse de tous les muscles, conduit nécessairement aux maux de nerfs et surtout au tremblement, à la paralysie, à l'hypocondrie, quand on ne vient à en faire excès que peu à peu ; mais si on se livre à ces excès tout à coup, il en résulte des épilepsies, des manies, des convulsions de toute espèce. L'abus du vin est une des causes occasionnelles les plus ordinaires et les plus sûres de l'amaurose, de l'apoplexie, de certains calculs, du *delirium tremens*, de la gastrite et prédispose à une foule d'autres maladies.

Tout cela a été mille fois répété ; tout cela est su, et néanmoins chaque jour une foule d'hommes raisonnables, mais tyrannisés pour ainsi dire par la passion du vin, font ce que dit maître Adam.

> Le matin quand la lumière
> Vient redorer nos coteaux,
> Je commence ma carrière
> Par visiter mes tonneaux.
> Ravi de revoir l'aurore,
> Le verre en main je lui dis :
> Vois-tu sur la rive Maure
> Plus qu'en mon nez de rubis ?

C'est spirituel, mais c'est triste parce que l'on ne rit

pas toujours, et si quelques ivrognes sont avec raison ravis de revoir l'aurore, il en est d'autres souvent qui n'ont pas le bonheur de partager leur ravissement; car hélas! la cyanose de la mort a fait disparaître chez eux les rubis peu enviables de l'intempérance.

Cela arrive surtout en temps de choléra. L'abus des boissons alcooliques, en coagulant l'albumine du sang, en resserrant les orifices des vaisseaux chiliféres, en jetant le trouble dans toute l'économie et procurant les plus terribles indigestions est chaque semaine la cause de plusieurs décès cholériques.

Ce fait n'a échappé à personne. On a rappelé que la fin de chaque semaine correspond avec certains débarquements et avec la mise en liberté de plusieurs passagers. C'est vrai; nous croyons qu'il peut y avoir là une explication de la récrudescence du fléau. Mais cette raison est-elle la seule?

Dieu a fait du dimanche un jour de repos et de sanctification, les hommes en ont fait un jour de trouble et d'ivresse; ils ont, par impudence, inventé la saint lundi; serait-il entièrement faux d'attribuer aux désordres de ces jours les cas plus nombreux que l'on remarque?

Dernièrement dans un quartier populeux de notre ville, après une orgie digne du paganisme, un homme presque soûl comme une vendange, prend en main un verre de bière et boit à *la santé du choléra*. Son vœu ne tarda pas d'être exaucé. Le mal se trouva assez fort pour le terrasser dans deux heures. *Deus non irridetur*.

La Bible est donc sage en recommandant l'usage modéré du vin.

IV

Ce livre sacré donne encore pour raison de la maladie dont nous parlons l'intempérance dans la nourriture.

« L'insommie, le choléra et la torture sont le partage de l'homme intempérant.

« Ne soyez jamais avide dans un festin et ne vous jetez point sur toutes les viandes.

« Car l'excès des viandes cause des maladies et le trop manger conduit au choléra. *Et aviditas appropinquabit usque ad choleram.*

« La crapule en a tué plusieurs. *Propter crapulam multi obierunt.* »

Rien de plus clair, rien de plus en harmonie avec l'expérience. Diderot a dit : « Nous avons deux ordres de personnes dans la société, les médecins et les cuisiniers, dont les uns travaillent sans cesse à conserver notre santé et les autres à la détruire ; avec cette différence que les derniers sont bien plus sûrs de leur fait que les premiers. « Lorsque je vois, disait Addison, ces tables couvertes de mets, je m'imagine voir la goutte, l'hydropisie, la fièvre, la léthargie et la plupart des autres maladies cachées en embuscade sous chaque plat. » Considérez, dit Debreyne, chez les amateurs de bonne chère et les gastrolâtres modernes, ces immenses perturbations physiques ; portez vos regards attristés sur ces corps obèses, blasés et bouffis, dont les organes digestifs sont brûlés et corrodés par d'incessantes ingurgitations de viandes et de boissons les plus irritantes, les plus incendiaires et les plus propres à produire tous les maux les plus graves et les plus incurables. Est-il possible que l'organisation humaine la plus forte et la plus robuste résiste longtemps à l'impression délétère et toxique de tous ces principes de dissolution et de mort, à ces chocs brusques et à ces collisions violentes d'un sang enflammé et de la mollesse des tissus organiques?

C'est surtout pendant le règne de l'épidémie cholérique que le trop manger est à craindre. L'indigestion est comme la porte du fléau. Aussi tous ceux qui ont écrit sur le choléra recommandent-ils une nourriture substantielle, il est vrai, et il la faut telle, mais régulière, saine et modérée. Quelque propension, quelque goût que l'on ait pour certaines substances alimentaires, il faut savoir s'en abstenir dès qu'elles sont nuisibles, dès qu'elles peuvent mettre la santé en péril. En un mot, il faut observer ce précepte d'hygiène de la Bible : « Ne soyez jamais avide dans un festin et ne vous jetez pas sur toutes sortes de viandes. »

V.

Ce livre plein de sagesse condamne encore l'intempérance dans toutes sortes de plaisirs. Le mot *infrunito*, dont elle se sert, désigne un homme qui ne se mesure en rien et le mot *epulatione* signifie dans le texte grec tout genre de plaisir. La Bible de Robert Etienne porte:

Ne soyez point insatiable dans toutes sortes de délices :
« *Ne sis in omnibus insatiabilis deliciis.* » Un poète a dit
avec raison :

Les plaisirs sont amers dès lors qu'on en abuse.

L'expérience de tous les hommes de l'art qui voudront
bien l'avouer et de tous ceux qui, par leur position sont
à même de juger, vient encore appuyer ici les conseils
des livres saints. Citons quelques paroles empruntées à
l'un des plus récents et des meilleurs travaux faits sur le
choléra : « Il n'est que besoin de rappeler l'ancien nom
du choléra (trousse-galant), pour faire comprendre ce que
d'autres excès et même l'usage intempestif après les
repas, après les fatigues, etc., ont de compromettant
pour la santé. » (1)

L'Ecriture Sainte ne dit-elle pas dans l'Ecclésiaste:
« *Tempus amplexandi et tempus longe fieri ab amplexibus ?* » Ces paroles sont prises par la généralité des
interprètes dans le sens que nous insinuons ici: *Communiter interpretes*, dit Corneille de Lapierre, *accipiunt
amplexum conjugum usum que matrimonii.*

Ces abus joints à ceux que la Bible a déjà mentionnés font comprendre pourquoi « sur deux cent cinquante-six maisons à la nuit, ou autres établissements
habités par des gens sans profession utile, sans moyens

(1) On ne saurait trop recommander au public la brochure du jeune
docteur E. Maurin. Dans cet utile compendium de la question cholérique,
que nous avons lu très-attentivement et dont nous nous sommes quelquefois inspiré, nous avons vu la science médicale et géographique, la sagesse
et le bon sens se donner la main.

assurés d'existence, par des prostituées, par des ivrognes par des suppôts de débauche, en un mot, par ce qu'il y a de plus intempérant, de plus immoral et communément de plus pauvre, de plus dénué dans la population flottante, le choléra en a attaqué 154 ou 3/5. » (Villermé, cité par le docteur Maurin.)

« Les plaisirs, dit Bossuet, ont amené dans le monde des maux inconnus au genre humain ; et les médecins nous enseignent d'un commun accord que les funestes complications de symptômes et de maladies qui déconcertent leur art, confondent leur expérience, démentent si souvent leurs anciens aphorismes, ont leurs sources dans les plaisirs. » — « Les vices moraux, dit M. De Maistre, peuvent augmenter le nombre et l'intensité des maladies jusqu'à un point qu'il est impossible d'assigner et réciproquement le hideux empire du mal physique peut-être resserré par la vertu jusqu'à des bornes qu'il est tout aussi impossible de fixer (*Soirées*, t. 2, p. 59). » Plus on considère l'état actuel de la société, plus l'on sent la vérité de ces paroles.

VI.

En indiquant les causes de la maladie, la Bible en donne le grand remède : la tempérance. « Celui qui est « modéré, dit-elle, aura un sommeil de santé. Il dor- « mira jusqu'au matin et son âme se réjouira en lui- « même. »

La grande maxime morale des anciens était de souffrir et de s'abstenir, *sustine et abstine.* Philon attribue la force et la santé des Esséniens et des Thirapeutes d'Egypte à la tempérance jointe à la chasteté : *Continentiæ proprium est sanitatem et robur gignere.* Hippocrate nous dit : «*Homo si parum edit et parum bibit nullum morbum hoc inducit*». Et ailleurs: «*Optima sunt ad sanitatem quæ modice ingesta sufficiunt, ut et fames et sitis sint medela.* Selon Galien, l'étude de la santé consiste à ne point se rassasier de nourriture et de boisson. Saint Basile et saint Jérôme appellent la tempérance la mère de la santé : *Mater sanitatis.* Nous citerions volontiers le *Vivitur parvo bene cui paternum* d'Horace, si ce misérable n'avait pas parlé comme un sage et vécu en insensé. Les proverbes populaires auront plus de poids que sa poésie hypocrite.

Un adage nous dit : *Modicus cibi, medicus sibi.* Un autre : Souvent et peu manger fait l'homme engraisser. Un autre encore :

> Voici trois médecins qui ne se trompent pas :
> Gaîté doux exercice et modeste repas.

Chose remarquable ! L'Ecole de Salerne semble avoir mis en vers les paroles même de la Bible :

> *Ex longâ cœnâ stomacho fit maxima pœna :*
> *Ut sis nocte levis sit tibi cœna brevis.*

L'abstinence est encore, selon la Bible, un moyen de longévité : *Qui abstinens est adjiciet vitam.* C'est à elle que les maisons religieuses doivent en partie la santé qui y règne, malgré tous les préjugés du monde sur ce point. « On ne voit point, dit Debreyne, docteur en médecine, on ne voit point chez les religieux trappistes cette nombreuse tribu de fièvres et de maladies redoutables qui sont le triste apanage des gens du monde adonnés à la bonne chère et tous plongés dans les jouissances matérielles. Ces graves maladies, ce sont l'apoplexie, les anévrismes du cœur, l'hydropisie, la goutte, la gravelle, la pierre, le cancer, le scorbut, etc.; eh bien ! nous pouvons assurer que depuis vingt-cinq ans nous n'avons pas rencontré un seul cas de ces diverses maladies chez les religieux de la Trappe, pas même, chose qui pourra paraître incroyable en présence de nos idées préconçues ou de nos prejugés, pas même, disons-nous, un seul fait de scorbut, bien que nous l'ayons assez souvent observé sur les personnes du monde.

« Il faut ajouter à cela que le terrible choléra de 1832 n'a envahi aucune des maisons de la Trappe. Ce fléau a fait de grands ravages dans les environs de la Grande-Trappe, à l'Aigle et à Mortagne ; mais il n'a pas franchi la clôture du monastère. De plus, une épidémie meurtrière d'angine couenneuse (diphtérite) a depuis quinze ans porté plusieurs fois la désolation dans la commune même ou est située la Trappe (Soligny). Ce mal encore est venu expirer au pied du mur de l'abbaye, où il n'a jamais pénétré. » Il en a été de même, dans l'automne de 1842, d'une épidémie de dyssenterie maligne, presque aussi dangereuse que le choléra asiatique.»

Il est inutile d'insister davantage sur une vérité si claire. Le clergé, le corps médical, les livres, les journaux n'ont cessé, tout le temps de la maladie, de recommander au peuple la tempérance et la sobriété comme un des meilleurs préservatifs du choléra. Qu'il nous soit permis de citer ici quelques lignes de la circulaire si sage de M. le sénateur de Maupas ; lignes qui ne feront qu'appuyer les conseils donnés dans notre brochure :

« Il ne suffit pas de porter remède au mal, et vous pouvez, dans une certaine mesure, le prévenir en usant de la légitime influence que vous avez acquise pour recommander à la population de ne pas s'écarter des prescriptions édictées par la science au point de vue du régime alimentaire et des soins hygiéniques en temps d'épidémie.

« Prévenez autant qu'il dépend de vous, l'abus pernicieux des boissons alcooliques. Sur ce dernier point, vous pouvez exercer une action efficace en surveillant activement les établissements publics et en assurer leur fermeture aux heures réglementaires.

« Attachez-vous à éteindre autour de vous les craintes exagérées qui deviennent trop souvent l'une des causes du mal contre lequel nous luttons. Conseillez à chacun de continuer ses travaux.... et insistez avant tout sur cette vérité qu'un moral solide, une vie régulière, des conditions hygiéniques sages sont des préservatifs les plus sûrs contre l'épidémie et les meilleurs auxiliaires de nos efforts et de toutes les mesures que nous avons prises dans l'intérêt public. »

C'est avec raison que la circulaire sénatoriale recommande d'éviter les craintes exagérées et de vivre dans la tranquillité. La peur est en effet une graine de la fâcheuse maladie dont nous parlons, et la recette donnée récemment par la *Gazette du Midi*, et qui est comme le résumé de notre travail : *Sobrius, castus estoque quietus*, est, dans sa concision, la meilleure que nous connaissions. Il faut donc vivre dans la tranquillité car on peut le dire aussi : la santé c'est la paix.

VII.

Telles sont les réflexions que nous ont suggérées quelques notes de la Bible. Les uns les approuveront, d'autres en souriront. Aux premiers, nous tendrons une main amie, nous la tendrons aussi aux seconds en leur disant que la Bible a prévu leur dédain peu raisonnable, lorsqu'elle ajoute à toutes ses recommandations sur le choléra : Ecoutez-moi, mon fils et ne me méprisez point, et vous reconnaîtrez à la fin la vérité de mes paroles. Oui, fasse le ciel que tous reconnaissent, mais non à leurs dépens, la vérité de ces quelques paroles : *Tempérance, empire sur soi-même, force, chasteté et pureté de l'âme, jours longs et sereins.*

Nous terminerons ce travail en donnant une excellente recette pour ne pas avoir peur du choléra, recette empruntée au docteur en médecine Jules Massé :

« Ma recette, dit-il, est tout simplement un peu de morale. Il n'est rien qui fasse trembler devant le péril comme des remords ou une conscience alarmée; il n'est rien qui fasse tenir à la vie comme l'incrédulité et l'irréligion. Soyons toujours prêts à rendre nos comptes, et, régisseurs tranquilles, nous ne craindrons pas tant

d'être appelés devant le grand propriétaire de l'exis-
-tence.

« Quand on reste ici bas sans pratique et sans croyance,
quand on n'aperçoit pas par-delà le tombeau le moment
de la récompense et la véritable patrie, il est tout logi-
que qu'on se cramponne à cette terre d'exil, et que, devant la mort qui menace, on reste épouvanté et sans aucune espèce de courage.

« Au contraire, quand on considère ce monde comme
une auberge ; quand, semblable au voyageur qui désire
atteindre le but, on prend, pour traverser toutes les dif-
ficultés de la route, la main tendue par la religion, le
bâton inflexible de l'honnêteté, on ne s'effraye plus tant
ni des épidémies ni des orages.

« J'ai l'air de vouloir faire un sermon en recommandant
la confiance en Dieu ; Messieurs, demandez aux mate-
lots ce qui les soutient au milieu des tempêtes ; demandez à l'histoire comment les saints nos aïeux envisa-
geaient sans effroi les périls de cette vie, et jusqu'aux
tortures du martyre, et vous resterez convaincus que la
foi vraiment chrétienne, que les douces pratiques de la
religion sont les meilleurs remèdes à apporter aux craintes de la mort. »

Si un prêtre parlait ainsi on dirait peut-être qu'il
fait parfaitement son métier ; mais quel n'est pas le poids
de ces paroles dans la bouche d'un homme de l'art et
consommé dans la science médicale !

A ceux qui fermeraient l'oreille à ces expressions si
chrétiennes nous répéterons, en terminant, les paroles
d'un payen, Epictète, paroles prises pour épigraphe de

ce travail et dignes d'être méditées : « Il est faux de dire:
« la santé est un bien, la maladie est un mal. Bien user
« de la santé, voilà le bien ; en user mal double le mal.
« On tire le bien de tout et de la mort même. »

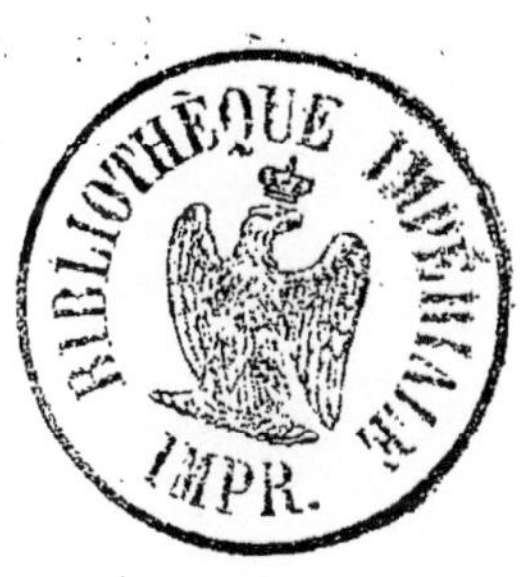
BIBLIOTHÈQUE IMPÉRIALE
IMPR.